OBSERVATIONS MÉDICO-LÉGALES

SUR

LA STRANGULATION.

OUVRAGES DU MÊME AUTEUR.

TRAITÉ DU MAÏS OU BLÉ DE TURQUIE,

Contenant son histoire, sa culture, et ses emplois en économie domestique et en médecine.

Ouvrage couronné par l'Académie royale de médecine.

Paris, 1830. — 1 vol. in-8° avec planches.

RÉPERTOIRE

DES PLANTES UTILES ET DES PLANTES VÉNÉNEUSES DU GLOBE,

Contenant la synonymie latine et française des plantes, leurs noms vulgaires français et l'indication de leurs usages en médecine humaine, en médecine vétérinaire, en économie domestique et rurale, et dans les arts ou l'industrie; précédé d'un traité indispensable aux personnes qui veulent herboriser ou composer des herbiers.

1 fort vol. in-8° imprimé à deux colonnes, avec planches.

ATLAS DU RÉPERTOIRE

DES PLANTES UTIELS ET VÉNÉNEUSES DU GLOBE,

Contenant 128 planches lithographiées et une table de renvoi.

IMPRIMÉ CHEZ PAUL RENOUARD,
rue Garancière, n. 5,

OBSERVATIONS MÉDICO-LÉGALES

SUR

LA STRANGULATION,

OU RECUEIL D'OBSERVATIONS NOUVELLES

DE SUSPENSION INCOMPLÈTE,

PAR

A. E. DUCHESNE,

CHEVALIER DE LA LÉGION D'HONNEUR, DOCTEUR EN MÉDECINE,
MEMBRE DE LA SOCIÉTÉ ROYALE DE MÉDECINE DE BORDEAUX; DES ACADÉMIES
DES SCIENCES, BELLES-LETTRES ET ARTS DE DIJON,
DE ROUEN, DE SAINT-QUENTIN;
DE LA SOCIÉTÉ ROYALE DES SCIENCES, BELLES-LETTRES
ET ARTS D'ORLÉANS;
DE LA SOCIÉTÉ ROYALE D'AGRICULTURE DE LA HAUTE-GARONNE
ET DE CELLE DE TURIN, ETC.

PARIS.
CHEZ J.-B. BAILLIÈRE,
LIBRAIRE DE L'ACADÉMIE ROYALE DE MÉDECINE,
RUE DE L'ÉCOLE DE MÉDECINE, N. 17.
A Londres, chez H. Baillière, 219 Regent-Street.

1845.

EXTRAIT
DES ANNALES D'HYGIÈNE PUBLIQUE
ET DE MÉDECINE LÉGALE.
(TOME XXXIV, 1re PARTIE (1)).

OBSERVATIONS MÉDICO-LÉGALES

SUR LA STRANGULATION.

Il est certaines questions qui sont toujours vivaces, toujours palpitantes d'intérêt. Parmi celles-ci, et au premier rang, nous trouvons sans contredit toutes celles qui se rattachent à la médecine légale, science fort arriérée il y a quelques années encore, et dans laquelle tous les jours on fait des pro-

---

(1) Ce Journal, rédigé par MM. Adelon, Andral, Bayard, Brierre de Boismont, Chevallier, Devergie, Gaultier de Claubry, Guérard, Keraudren, Leuret, Orfila, A. Trébuchet, Villermé, est publié depuis 1829, tous les trois mois, par cahiers de 15 à 16 feuilles (250 pages avec planches). — Prix de l'abonnement par année : à Paris, 18 fr., et franc de port pour la France, 21 fr.
A Paris, chez J.-B. Baillière, libraire, rue de l'École-de-Médecine, n° 17.

grès nouveaux, dus, soit à la perfection de la chimie moderne et de ses moyens d'analyse, soit à l'anatomie pathologique, qui permet de reconnaître, même après la mort, les désordres causés par les différens agens qui ont marqué leur passage à l'intérieur du corps, désordres que l'autopsie permet de découvrir.

Sans vouloir chercher à éclaircir les questions complexes de l'asphyxie par strangulation, qu'il nous soit permis d'apporter le faible tribut de notre observation pour éclairer un des points de cette grande question.

Quelque temps s'est écoulé sans doute depuis celui ou Metzger et d'autres savans pensaient que les hommes que l'on trouve étranglés dans une position autre que celle d'une suspension complète, ne peuvent être considérés comme s'étant donnés eux-mêmes la mort. Mais sans remonter à une époque aussi éloignée, n'avons-nous pas vu en 1831, un de nos savans et honorables confrères, M. le docteur Gendrin, émettre, à l'occasion d'un procès mémorable, l'opinion suivante (1).

« Cependant l'analyse des faits nous conduit à établir que la mort par suspension incomplète ne doit être admise qu'avec l'une des conditions suivantes : 1° constriction du lien rendue instantanément irréparable par les seuls efforts de l'individu ; 2° position du corps du pendu, telle qu'aucun effort de sa part ne soit possible ou efficace pour faire cesser l'action complète ou incomplète du poids du corps. Nous n'avons pas besoin, pour éviter toute équivoque, d'ajouter que la suspension trouvée incomplète ne doit pas s'entendre de la suspension trouvée incomplète au moment où l'on découvre la personne pendue, mais qu'elle doit s'entendre de la suspension dans laquelle tout le poids du corps n'a pas agi sur le lien dès le moment de la pendaison. »

---

(1) Numéro de mars 1831, du t. III, des *Transactions médicales*, p. 375.

Fodéré lui-même, sans donner une opinion aussi tranchée, paraît penser que la suspension doit être complète. Ainsi il dit dans son article *Strangulation* du *Dict. des sciences médicales*: « Il suffit pour se pendre d'un barreau de fenêtre, d'un clou au plancher, au mur, à une porte, d'un lien que l'on cache facilement et de manquer de terre même à hauteur de corps, en pliant les jambes pour périr irrémissiblement si l'on n'est pas promptement secouru. »

Ces dissentimens, entre gens instruits et souvent consultés par les tribunaux dans les cas douteux de suicide ou d'assassinat par strangulation, ont dû et doivent encore jeter du doute dans l'esprit des magistrats, et nuire à l'application régulière des lois.

Quoique les curieuses observations citées par le docteur Marc à l'occasion de la mort de son A. R. Mgr. le prince de Condé me paraissent péremptoires, cependant comme les conclusions que l'on en avait tirées ont été combattues dans le mémoire en réponse, je viens ici, relatant les faits anciens, et appuyé de faits entièrement nouveaux, mieux étudiés et plus positifs, corroborer l'opinion du célèbre légiste.

La question d'asphyxie par strangulation, *la suspension étant incomplète*, peut se présenter sous différens aspects, il sera plus facile de les faire saisir lorsque nous aurons rapporté tous les faits connus. Ces observations pourront peut-être paraître tronquées à quelques personnes, mais nous ne voulons donner ici que des preuves de suspension incomplète et non faire l'histoire entière de la strangulation.

Nous jugeons donc convenable de rapporter : 1° les observations citées dans le mémoire du docteur Marc ; 2° celles qui ont été citées depuis, soit dans des ouvrages séparés, soit dans les différens recueils périodiques qui ont été publiés depuis quinze ans ; 3° enfin les observations qui nous sont propres ou que nous devons à l'obligeance de quelques confrères.

Le professeur Remer dit : « Parmi les cas que j'ai recueillis, j'en compte quatorze dans lesquels le cadavre a été trouvé à genoux ou debout, une fois même assis ; positions dans lesquelles l'homme qui se donnait la mort aurait pu, s'il l'avait voulu ou s'il avait eu pour cela le sentiment nécessaire, se dérober lui-même à une strangulation commencée (1). »

Ire *Observation.*

Esquirol rapporte le fait suivant : — Marie, âgée de trente-cinq ans, était d'une taille élevée ; elle avait le col court, la peau blanche et de l'embonpoint ; elle était née d'un père et d'une mère qui avaient eu plusieurs parens aliénés.

A l'âge de deux ans, elle eut la petite-vérole.

A seize ans, elle perdit sa mère et en fut très affligée.

A trente ans, Marie fut surprise par dix soldats ennemis, la frayeur lui causa un tremblement général qui persista pendant plusieurs jours. Un an après, elle fut prise de convulsions si violentes, qu'on les crut épileptiques.

Cependant à l'âge de trente-quatre ans, délivrée depuis quelques mois des convulsions et du délire, mais ayant toujours la céphalalgie et la paralysie de la langue, cette fille voulut revenir chez sa sœur.

Témoin du bonheur de cette sœur, accablée de souvenirs affreux, souffrant de maux atroces, ne pouvant supporter l'horreur de cette position, Marie parlait souvent de se détruire ; elle éprouvait de véritables paroxysmes de suicide, poussée à sa destruction, tantôt par des terreurs paniques,

---

(1) *Mémoire pour l'examen médico-légal de la mort par strangulation*, par le conseiller professeur Remer, traduit des *Annales de méd. politique de Henke*, par le Dr Paris. *Annales d'hygiène publique*, 1830, t. IV, p. 166.

tantôt par des souffrances physiques, tantôt par des douleurs morales qui la jetaient dans le désespoir.

Après trois mois d'alternatives d'agitation et de calme, de délire suicide et de raison, de désespoir et d'espérance, privée de sommeil, Marie fut conduite à la Salpêtrière, le 15 juin 1820.

On lui fit alors subir différens traitemens pour arrêter surtout les convulsions hystériques. Au mois d'août, il parut y avoir un peu de rémission, on eut moins souvent recours à la camisole de force, on laissait sortir la malade dans les jardins pour se promener; les paroxysmes du suicide étaient moins fréquens, moins violens, les intervalles de raison plus longs; mais jamais les projets sinistres ne cessèrent entièrement. On surprenait cette fille ramassant des cordes, des liens, partout où elle pouvait en rencontrer; lorsqu'on les lui retirait, elle se fâchait et répétait tantôt avec emportement, tantôt avec calme : « *On a beau faire, je me tuerai!* que fais-je ici? je fais horreur, je suis à charge à tout le monde. »

Le 27 février, Marie avait mangé à huit heures la soupe et un morceau de pain; elle était sortie paisiblement de l'infirmerie; elle s'était emparée d'une corde qui servait à maintenir le tuteur d'un jeune arbre. A neuf heures et demie, pendant que je faisais la visite, on vint m'avertir qu'une femme s'étranglait dans un des jardins qui servent de promenade aux aliénés.

Je me transporte sur les lieux : à l'angle dudit promenoir, derrière des pierres destinées à la construction commencée du quartier des convalescens, je trouvai Marie étendue sur le plan incliné d'un revêtement en terrasse du mur en construction.

Cette fille avait posé la corde horizontalement derrière le cou, elle avait ramené les deux bouts en avant, les avait croisés sous le menton, et reportés derrière les oreilles et la tête pour les attacher à un pieu, haut de 2 pieds, fixé anciennement au sommet de l'angle saillant du talus sur lequel le corps était gisant, et s'était glissée sur le talus et puis sur la pierre.

La jardinière qui avait aperçu les mouvemens de cette fille, sans distinguer ce qui en était la cause, était accourue et avait détaché la corde (elle n'avait eu que 50 toises à parcourir). Un élève qui avait couru dès que je fus averti, avait ouvert la jugulaire gauche, lorsque j'arrivai : on n'obtint pas de sang. On ouvrit la veine du bras droit, il coula en bavant et par gouttes, tout au plus 2 gros de sang noir, épais.

On transporta le corps à l'infirmerie et on tenta pendant une heure et demie de rappeler Marie à la vie, mais tout fut inutile (1).

2e *Observation.*

Je fus mandé, dit Esquirol, pour visiter le corps d'un aliéné, âgé de 40 ans, qui était depuis plusieurs années dans la démence, suite d'une monomanie. Jamais il n'avait donné des signes de penchant au suicide. Pendant la nuit, il avait noué à la suite les uns des autres plusieurs rubans attachés à un bracelet destiné à contenir l'appareil d'un vésicatoire; il avait fixé les deux bouts de ces petits rubans réunis au ciel de son lit, passé la tête à travers l'anse formée par ce lien, et abandonné son corps comme pour s'agenouiller. Je trouvai les pieds et les jambes traînans sur le lit, et les genoux touchant presque les couvertures. Il y avait encore un reste de chaleur à l'épigastre. A peine le lien fut-il rompu, le cadavre étendu sur le lit, les croisées de l'appartement ouvertes, que la bouffissure et la lividité de la face disparurent, ainsi que la lividité du scrotum et du pénis qui était dans une demi-érection (2).

---

(1) *Arch. de méd.*, t. 1, 1re série, 1823.

(2) *Arch. général. de méd.*, 1823, p. 13.

3e *Observation.*

Louis rapporte le fait suivant : — Un homme, dans la force de l'âge, épris d'une passion violente, peu convenable à son état, en perdit le sommeil, l'appétit et la santé. Il fit part à ses amis de sa situation et ne leur cacha point la résolution qu'il avait prise de se défaire de soi-même, tant la vie lui était à charge. On le gardait à vue ; on lui ôta tout instrument tranchant et des pistolets dont il s'était pourvu. Un jour, qu'il paraissait plus rassis, il se leva de table et passa dans sa chambre à coucher, comme pour quelque besoin ; il ferme les verroux en dedans, prend un bout de ficelle, en fait un nœud coulant, l'accroche avec la main au bouton du loquet d'un des panneaux de sa fenêtre, passe le cou dans le nœud coulant et s'étrangle en se laissant glisser comme pour s'agenouiller. On le trouva mort, les jambes traînantes et les genoux touchant presque à terre. Il est vraisemblable qu'il perdit subitement connaissance, comme le gentilhomme dont parle le chancelier Bacon, et que non-seulement il lui fut impossible de se relever, mais qu'il n'en sentit pas même le besoin. (1)

4e *Observation.*

Extrait de l'enquête médico-légale, sur la mort de S. A. R. le prince de Condé. Procès-verbal du maire de St.-Leu.

L'an mil huit cent trente, le vendredi vingt-sept août, neuf heures trois quarts du matin.

Moi, Pierre-Gervais Tailleur, maire de la commune de St.-Leu, assisté du sieur Pierre le Duc, mon adjoint, et en présence, etc., etc..... de M. Pierre Bonnie, chevalier noble de St.-Michel et de la Légion-d'Honneur, premier chirurgien de S. A. R., j'ai rédigé le présent procès-verbal.

---

(1) *Mémoire sur une question anatomique.*

(Suit la description de l'appartement et l'indication que toutes les portes étaient fermées en dedans).

En présence de tout le monde, on a enfoncé le panneau du bas de la porte de la chambre à coucher du prince, avec une masse de fer... de suite moi, Tailleur, ai constaté, et reconnu que j'ai trouvé le corps de S. A. R., Monseigneur le prince de Condé (1), suspendu à l'attache du haut de l'espagnolette, placée à 6 pieds et demi de hauteur du sol de la chambre, de la croisée donnant sur le nord, au moyen d'un mouchoir de poche en toile blanche, passé dans autre mouchoir de poche, aussi en toile blanche, formant anneau autour de son cou et noués aux deux extrémités l'un et l'autre, lequel mouchoir autour du col est noué par-devant un peu sur le côté droit du col, le corps accroché à ces deux mouchoirs et tourné, la face du côté de la croisée à la partie gauche, la joue droite en contact avec le volet, la tête inclinée un peu sur la poitrine par rapport au mouchoir par lequel il est suspendu attaché à celui qui l'a étranglé qui se trouve placé derrière le sinciput inclinant sur la colonne vertébrale, la langue hors de la bouche, le visage décoloré, des mucosités qui viennent de la bouche et du nez, les bras pendans et raides, placés en avant, les deux poings fermés, les bouts des deux pieds touchant le tapis de ladite chambre, les talons élevés : savoir, le gauche de 3 pouces et le droit d'un pouce et demi, les genoux à demi fléchis, le corps dudit prince, vêtu d'un caleçon, etc.

Dans le rapport de MM. Bonnie et Letellier, qui est annexé au précédent procès-verbal, on voit ce passage.

D'après la position du corps et des objets qui l'environnaient indiqués dans le procès-verbal, il est très probable que S. A. R., après s'être couché, s'est relevé peu après, est monté sur une chaise placée auprès, s'est attaché les mou-

(1) Agé alors de 74 ans.

choirs très serrés, a repoussé la chaise; alors le poids du corps a fait glisser peu-à-peu les nœuds du mouchoir passant dans celui qui était noué en cravate, jusqu'à ce que le bout des pieds s'arrêtant sur le sol, le corps soit resté dans la position où on l'a trouvé, la raideur cadavérique qui existait déjà avec extension, en ayant empêché une plus forte des jambes jusqu'au contact des talons (1).

5e *Observation.*

Le Dr Wegler, à Coblentz, a publié, en 1812, une brochure d'où ce fait est tiré (2).

Sur l'invitation de M. G***, commissaire de police, je me suis transporté aujourd'hui 26 février, accompagné de M. H***, officier de santé, au domicile de N*** L***, pour visiter légalement un garçon de seize ans nommé M*** L***, qu'on devait y avoir trouvé pendu.

Nous le trouvâmes pendu et mort au grenier le plus haut de ladite maison; il pendait dans l'anse d'un mouchoir de coton, attaché à une corde de charriot qui y était tendue. La partie antérieure du col s'y trouvait seulement engagée; la tête couverte d'un bonnet de peau, était tout-à-fait penchée en avant, de manière que le menton approchait du sternum. Le visage était pâle, les yeux à demi ouverts, les lèvres livides et enflées, la langue gonflée, livide, ensanglantée sortant d'un demi-pouce d'entre les dents; les bras tombaient tout droits, les mains étaient livides et les doigts courbés en dedans; les genoux étaient dans la flexion, de manière que les jambes formaient en arrière un angle droit; les pieds se trouvaient appuyés sur un monceau de blé qui y était placé, et sur lequel les genoux balançaient dans une distance à-peu-près de 2 pouces. Sur ce monceau de blé on ne voyait d'autres traces que celles par lesquelles il y était par-

(1) *Annales d'hygiène*, t. , v, p. 156, 1831.

(2) *Examen de quatre consultations médico-légales*.

venu. Il ne manquait qu'un mouchoir de cou et un soulier, le reste du corps était habillé. Au reste on ne remarqua sur toute la surface du corps aucun vestige d'une violence étrangère.

Nous croyons qu'il s'est pendu lui-même et qu'il a exécuté avec fermeté cette action, de laquelle il aurait pu revenir facilement, comme il devient clair par la position et par l'anse (le nœud) simple.

6e *Observation,*

Communiquée par M. le Dr Devergie.

Dans la nuit du 2 mars 1829, un nommé M*** Louis-Philibert, âgé de 49 ans, ayant 4 pieds 5 pouces et demi de taille, jardinier à Arpajon, fut trouvé couché sur un tas de sable, quai de l'Archevêché à Paris. Une patrouille le conduisit au corps-de-garde du petit pont de l'Hôtel-Dieu, et il y fut mis au violon (petite pièce placée au-dessous de celle occupée par les militaires), il avait déclaré être arrivé d'Arpajon un jour auparavant, ne porter aucun papier sur lui et avoir été volé.

Le matin le sergent étant descendu dans le violon pour y prendre son prisonnier et le conduire à la préfecture de police, le trouva pendu et ne donnant plus aucun signe de vie.

Le commissaire de police du quartier et un médecin examinèrent le corps. On trouva le cadavre suspendu aux barreaux d'une petite fenêtre d'un pied carré, à l'aide d'une cravate disposée autour du cou de manière à le serrer au moyen d'un nœud coulant. La distance de la fenêtre au sol n'était que de 3 pieds 10 pouces, et il n'existait entre la fenêtre et un lit de camp en bois occupant toute la longueur de la pièce, qu'un espace de 2 pieds 2 pouces, en sorte que le cadavre suspendu était accroupi, les talons posant à terre, les genoux appuyant contre le lit de camp, et le derrière ne touchant pas le plancher. On voyait sur le sol, la trace des gros clous de ses souliers.

7e *Observation.*

Le nommé R*** François, âgé de 41 ans, condamné par la cour d'assises de la Seine à six ans de travaux forcés et à être flétri de la lettre T, s'était pendu à la grille de la fenêtre des lieux d'aisances de l'infirmerie; je m'y suis aussitôt rendu, et j'ai vu, en effet, cet individu lié par le cou avec un foulard et presque assis vu le peu de hauteur de cette croisée. Il avait eu le soin de se lier fortement les mains avec un autre mouchoir. Il n'a pu s'élever le moindre doute sur la réalité de ce suicide, puisque le suicidé a laissé plusieurs écrits qui annoncent sa funeste résolution.

Il s'était servi de ses dents pour se lier les mains.

8e *Observation.*

Cette observation et les quatre suivantes ont été fournies à M. Marc par M. le docteur Jacquemain fils, médecin de la prison de la Force et des Madelonnettes.

Le nommé D....., âgé de 36 ans, machiniste, détenu à la Force sous prévention d'assassinat, ayant été soumis le 9 mars 1826 à un interrogatoire duquel résultaient contre lui des charges accablantes, rentra à la prison à trois heures de l'après-midi. Il fut enfermé dans son secret, mangea comme à son ordinaire, se coucha et parla pour la dernière fois aux gardiens de ronde entre une et deux heures du matin. Le lendemain, à six heures du matin, il fut trouvé pendu à la barre transversale de la grille en fer de la fenêtre. Il était nu, n'avait que son bonnet de coton sur la tête, lequel n'était ni enfoncé ni sorti et dans la position ordinaire de cette coiffure. Le lien de suspension était sa chemise. Le bout de l'une des manches avait été attaché par lui avec de fortes épingles, au milieu de la manche, de manière à former une anse qu'il avait par la torsion disposée en forme de corde. Dans cette anse était passé le restant de la chemise, ce qui faisait le nœud coulant dans lequel il avait introduit sa tête, après avoir noué en haut à la barre transversale de la grille le corps de la chemise.

Une circonstance à noter est que les talons posaient sur l'appui de la fenêtre. On conçoit que dans le premier moment où s'est opéré la strangulation, les pieds étaient encore éloignés de ce rebord; mais que, par l'effet de la pesanteur du corps, le nœud s'est serré davantage, le lien s'est allongé, et que les talons ont atteint la saillie.

9e *Observation.*

Le nommé S...., Anglais, âgé de 40 ans, fut enfermé dans une chambre de punition, il s'y pendit pendant la nuit.

A l'inspection de cette chambre (le dortoir du Bel-Air), on conçoit difficilement la possibilité d'y exécuter un suicide de ce genre. C'est une voûte toute nue, à la partie inférieure de laquelle se trouve la fenêtre dont le haut est beaucoup plus bas que la tête d'un homme debout. C'est cependant à la grille de cette fenêtre que S..... se pendit avec un lien fait de lanières de son drap de lit. Le corps était dans la position d'un homme assis, les cuisses et les jambes allongées, les talons posant sur le sol. Les fesses n'étaient éloignées du sol que d'un pied et demi environ. Les deux bras pendaient de chaque côté du corps; les doigts étaient fléchis.

10e *Observation.*

Vers 1819, j'accompagnai mon père, mandé par le commissaire de police, rue du Cimetière-Saint-Nicolas, pour dresser le procès-verbal d'un suicide par suspension. C'était un ouvrier, âgé de 40 ans, qui s'était pendu à un fort clou fixé au mur au-dessus de son lit. Le cadavre, appuyant sur le mur, était dans la position d'un homme à genoux. Les deux pieds posaient sur le lit par leurs extrémités. Les genoux n'étaient éloignés du lit que de 8 à 10 pouces.

11e *Observation.*

La nommée P... Narcisse, âgée de 34 ans, fille publique, était détenue dans la prison des Madelonnettes depuis le 24 août 1829.

Cette femme adonnée à l'ivrognerie la plus dégoûtante, avait un commencement de dérangement des facultés intellectuelles; par les querelles qu'elle avait, elle était souvent une occasion de trouble dans la maison. Le 13 septembre, elle était si agitée qu'on fut forcé de la séparer.

On l'enferma dans une chambre (deuxième étage de l'infirmerie), dans laquelle se trouvait une planche soutenue par des supports en forme de potence, à la hauteur de 4 pieds du sol, et par conséquent bien au-dessous de la taille de cette femme, qui était fort grande. C'est dans l'angle inférieur de cette potence qu'elle attacha son foulard, retenu par l'autre bout autour de son cou par un nœud coulant passant sur la nuque.

Le corps fut trouvé tourné obliquement, par rapport à la muraille, contre laquelle la joue droite était appuyée. Les jambes écartées, la droite étendue, le pied relevé, le talon posant; la jambe gauche fléchie sur la cuisse, le pied de ce côté appuyant sur le bord interne.

12e *Observation.*

La nommée C***, âgée de 40 ans, fille publique, détenue aux Madelonnettes, est dans un état mental voisin de la démence; elle a même déjà été traitée à la Salpêtrière. Le 30 juin 1839, une autre fille, en entrant par hasard dans sa chambre, la trouva dans la situation suivante :

Elle est étendue au pied de son lit, les jambes, les cuisses, la hanche gauche posant sur le sol. Le haut du corps,

2

relevé, est suspendu par un lien fixé au col et à la traverse supérieure du pied du lit.

Plusieurs autres femmes accourent et ne détachent qu'avec peine le lien serré autour du col. Elle est sans mouvement, sans connaissance, la face rouge, la bouche entr'ouverte, la langue est un peu sortie.

Elle conserve toute sa chaleur, on lui prodigue des soins, et ce n'est qu'au bout de quelques minutes qu'elle donne quelques signes de vie.

Elle donne elle-même les renseignemens suivans : Lasse de la vie, elle avait formé le projet de se détruire. Pour cela, elle s'était attachée par le col au pied de son lit, et, étant à genoux, elle tira fortement sur la corde pour s'étrangler. Elle a la conscience d'une forte douleur, mais elle n'a aucun souvenir de ce qui s'est passé depuis.

Il est probable qu'elle est restée peu de temps dans cette position, et on ne doute pas qu'elle ne fût morte, si le hasard n'avait amené une autre femme dans sa chambre.

13e *Observation*,

De M. Duméril.

En 1811, lors de ma première visite à la maison de santé rue du Faubourg-Saint-Martin, je vis dans une chambre particulière un homme de 45 ans environ, que j'ai su être concierge au château de Rambouillet.

Je parlai à cet homme auquel je trouvai le pouls agité et le visage fort rouge. Je ne pus en tirer grande explication, je le quittai après une prescription peu importante. Dix minutes après, au plus, on vint me dire que cet homme s'était pendu à la corde de son lit. Je courus rapidement avec mon beau-frère feu de La Roche, et, en arrivant, je trouvai le corps suspendu en effet, mais portant sur le bout des pieds. Les genoux étaient à peine à 2 pouces de distance des couvertures du lit. Je coupai la corde à l'instant même, persuadé que j'allais rappeler cet individu à la vie ; mais cela nous fut impossible, malgré tous les moyens mis en usage.

14e *Observation.*

M. de Villeneuve rapporte le cas d'un mélancolique qui, étant déshabillé, se serra fortement le col avec deux cravates, dont l'une faisait trois fois le tour du col, et offrait trois nœuds sans rosette aussi. Cet homme fut trouvé mort, après trois jours, dans sa chambre, les extrémités en travers de son lit, le reste du corps penché en dehors, la tête appuyée sur le sol et à la renverse, la face tournée en haut.

Du reste, il fut bien reconnu par les localités, l'absence de toutes violences extérieures sur le cadavre, que la strangulation avait été ici le fait d'un suicide. La position déclive de la tête avait dû en hâter l'effet.

15e *Observation,*

De M. Bayard.

Le 28 mars, à sept heures du matin, sur le réquisitoire du maire de la commune de Puteaux, M. Carrez, docteur-médecin, s'est transporté au domicile du sieur Vauquelin, teinturier, quai Royal, au troisième étage ; il est entré dans une pièce dont la porte était ouverte : à droite se trouvait le cadavre d'un enfant tout habillé, pendu à la muraille à la hauteur de 5 pieds 2 pouces. Le cadavre a été reconnu pour être celui de Henri Fournier âgé de 12 ans, fils de Fournier, portier de la maison.

J'ai remarqué, dit M. Carrez, qu'un clou était enfoncé dans le mur et servait d'attache à deux cravates : l'une, à carreaux roses, était fixée au clou ; l'autre, en soie noire, jointe à la précédente, faisait le tour du cou, passant par dessous le menton et allait à la partie postérieure de la nuque, formant nœud coulant. Le nœud, fortement serré et placé tout-

(1) *Arch. de méd.*, t. II, 1re série, 1826, p. 641.

à-fait à la partie postérieure, produisait sur la partie antérieure du cou, un serrement considérable. La longueur des deux cravates formant corde était de 20 pouces du col de l'enfant au clou.

Au-dessous de ses pieds, le sol se trouvait élevé d'environ 4 pouces au moyen d'une grosse pierre et d'une large planche ; à côté de ces objets il y avait un petit tabouret de bois renversé, ce qui fait présumer que l'enfant s'en est servi pour attacher les cravates au clou, n'étant pas assez grand pour y atteindre. Le corps était dans la position suivante : le dos tourné du côté de la muraille, un peu incliné à droite, la tête penchée sur la poitrine, les jambes fléchies, les genoux à 4 pouces de la planche désignée, les pieds y reposant, étaient en arrière et à gauche.

Cette vigoureuse et funeste détermination paraît avoir été prise par cet enfant parce que pour le punir d'avoir cassé le ressort de la montre de son père, on le fit monter dans sa chambre avec du pain sec (1).

16e *Observation,*

De M. de Saint-Amand, médecin à Meaux.

Nous soussigné, docteur en médecine de la Faculté de Paris, demeurant à Meaux, certifions, que nous étant transporté, le 10 juillet 1817, au village de Montevrin, canton de Lagny, pour y procéder à l'examen du cadavre de la nommée Catherine D***, qui avait été trouvée morte dans la journée du 9, couchée à plat ventre sur son lit, la face en dessous et le cou entouré d'une jarretière de laine passée deux fois et arrêtée à sa partie antérieure et moyenne par deux nœuds simples, fortement serrés l'un sur l'autre, nous nous sommes livré, en présence de MM. le substitut du procu-

(1) *Arch. de méd.*, t. II, 2e série, 1836.

reur du roi, le commandant de la gendarmerie et l'adjoint du maire de la commune, à diverses recherches, dont le résultat est exposé ci-après.

Le cadavre paraissait être celui d'une femme de 25 à 26 ans, de la taille de 4 pieds 11 pouces, d'une forte constitution, grosse, blonde, d'un tempérament sanguin; il était dans un état de putréfaction commençante. Il n'offrait d'autres traces de lésion externe qu'un sillon circulaire, situé horizontalement à la partie moyenne du cou, d'une couleur verdâtre, plus prononcée à la partie antérieure, où l'on observait une petite plaie contuse, du diamètre d'un centime. Ce sillon, en général peu profond, offrait encore quelques phlyctènes et quelques ecchymoses légères qui indiquaient assez que l'application de la jarretière avait été faite sur un individu vivant; à sa partie postérieure, il était presque effacé.

(Suit le détail de l'autopsie, qui n'offre rien de remarquable si ne n'est la découverte d'un fœtus d'environ six semaines dans la cavité de l'utérus.)

La seule question, ajoute M. de Saint-Amand, qu'il soit important de résoudre dans le cas qui nous occupe, se réduit à ceci. Catherine D***, a-t-elle pu s'étrangler elle-même? Bien que la chose paraisse difficile, nous n'hésiterons pas à nous prononcer pour l'affirmative, et sans entrer dans les détails de l'information, qui jettent un grand jour sur l'affaire, mais qui ne sont pas de notre ressort, nous dirons qu'il est vraisemblable, et qu'on doit admettre, qu'une femme, jeune, vigoureuse, d'un tempérament sanguin, dans l'état de pléthore qu'amène nécessairement la grossesse commençante, puisse succomber à une attaque d'apoplexie, à la suite de l'application d'un lien, même médiocrement serré autour du cou. La saison des chaleurs, en donnant plus d'expansion aux fluides qu'elle raréfie et la position dans laquelle D*** a été trouvée, couchée sur le ventre, la face en dessous et comme ensevelie dans son traversin, viennent encore à l'appui de nos opinions.

C'est à dix heures, que Catherine avait quitté ses parens pour se rendre à sa maison, peu éloignée du champ où ils travaillaient et c'est à midi que son père la trouva morte (1).

17e *Observation.*

Un individu âgé de 43 ans, fort adonné à l'usage du vin, et qui avait été arrêté pour un délit de police, fut trouvé le lendemain, pendu à l'espagnolette de la fenêtre, au moyen de sa cravate de soie qu'il avait roulée. Le corps n'était pas entièrement suspendu ; il était adossé contre le mur de la fenêtre, sous laquelle se trouvait un banc qui avait servi à cet homme pour s'élever, et les pieds effleuraient le plancher, les genoux étaient fléchis. D'après le peu d'élévation du point de suspension et la situation du corps, il était évident que le suicidé avait dû, pendant la suspension, fléchir les jambes et s'étrangler précisément dans cette position (2).

18e *Observation.*

Le plus jeune de nos suicidés, né le 23 octobre 1810, apprenti cordonnier, d'une intelligence fort ordinaire, d'un caractère un peu bizarre, fut accusé d'avoir volé un petit filet, qu'un de ses camarades avait tendu pour prendre des oiseaux. Réclamations inutiles, menaces de faire mettre en prison le délinquant qui nie le fait. Il continue à travailler, pendant trois ou quatre jours, sans faire part ni de ses craintes, ni de son fatal projet.

Le 4 juillet 1825 (il avait alors moins de 15 ans), il fait tous ses repas à la maison, il se couche, et le lendemain, de bonne heure, on le trouve, dans les champs, pendu à la branche d'un pommier. La branche avait fléchi, les pieds

---

(1) *Annales d'hygiène*, t. II, 1829.

(2) *Ibid.*, t. VIII, p. 419.

posaient sur le sol, le corps était incliné, et la petite corde, dont il s'était servi, cassa avant que la justice ne fût arrivée sur les lieux (1).

19e *Observation.*

Gendre, fils, neveu, de parens suicidés, cousin-germain d'une aliénée de la Salpêtrière, D..., âgé de 34 ans, d'une stature très élevée, d'une constitution sanguine, nerveuse, travaillait quelquefois à la terre, mais le plus souvent il exerçait la profession de cordonnier. L'enjouement de son caractère, la gaîté de son esprit, le faisait rechercher de ses camarades. Habile dans les jeux de mots, il faisait essuyer à chaque passant une épigramme. Content du présent, du moins en apparence, et n'ayant aucune crainte pour l'avenir,

Il chantait du matin jusqu'au soir. (LAF.)

Avec une bonne conduite, D..., aurait pu vivre dans l'aisance; mais depuis l'âge le plus tendre, il avait pris l'habitude du jeu et de la boisson. Malheureusement ces mauvaises habitudes allaient en augmentant, et dans ces derniers temps, il ne travaillait presque plus, il était le plus souvent dans l'ivresse. Il buvait quinze à vingt petits verres d'eau-de-vie avant son déjeuner, et dans la journée, c'était du cidre, du vin, du café. C'est alors que pour la moindre contrariété il entrait en fureur, et que sa mère, ses enfans et surtout sa femme, avaient à souffrir de sa brutalité. Quoique doué d'un esprit naturel, il savait médiocrement lire et écrire. Il mangeait habituellement peu et surtout lorsqu'il était dans son temps d'ivrognerie, qui durait quelquefois plusieurs semaines. Il n'avait jamais été malade avant le mois d'avril 1828, époque où je lui donnai des soins, pour une fièvre intermittente. Je pus apprécier son peu de courage et ses craintes sur l'issue de son affection.

Depuis quelque temps il se plaignait de douleurs épigas-

---

(1) Cazauvieilh, *Du suicide*, 1840, in-8°, p. 31.

triques ; pour se soulager dans ses souffrances, il buvait davantage. Il répétait souvent, en riant : *qu'il ne tenait pas à la vie*, et lorsqu'il voyait un malheureux, il disait : *il n'a pas de cœur celui-là, je ne serai jamais comme lui*. C'était chez lui une fixité, une concentration d'idées qui ne l'abandonnaient pas. Obligé de vendre une partie de son bien et d'hypothéquer l'autre, il se trouvait très embarrassé et cependant il paraissait toujours gai, excepté quand il était contrarié. Il était peu communicatif pour ses affaires, et jamais sa femme n'avait pu en connaître l'état. La veille et l'avant-veille de sa mort, il but encore plus que d'habitude. Enfin le 7 juin 1830, passant à quatre heures de l'après-midi devant sa maison, je le vis. Il avait fait en partie sa toilette pour aller avec sa femme à une fête des environs ; mais ayant aussitôt changé de résolution, il chassa sa mère et sa femme.

Douze à quinze minutes étaient à peine écoulées depuis que je l'avais vu, qu'on vint m'annoncer que D*** s'était pendu dans son écurie. D*** avait 1 mètre 84 centimètres, et du sol au plancher de l'écurie, la distance n'est que de 1 mètre 78 centimètres ; de plus, dans ce moment le fumier était très épais, de sorte qu'un homme d'une taille ordinaire avait besoin de se tenir courbé.

D*** avait les jambes à demi fléchies, de plus le double cordeau dont il s'était servi, et qui était attaché à une solive, ne formait pas autour de son cou un nœud coulant, et rien ne fut plus facile que d'enlever le cadavre sans dénouer ni couper ce cordeau. Le sillon n'existait qu'à la partie moyenne, antérieure et latérale du cou. La tête était fléchie sur la poitrine, les bras pendans, la face légèrement colorée, la bouche et les yeux fermés. Les chairs étaient encore palpitantes ; je tentai la saignée du bras, puis de la jugulaire, et enfin la trachéotomie et d'autres moyens encore, mais le tout inutilement (1).

(1) Cazauvieilh. *Du suicide*, p. 116.

20ᵉ *Observation.*

La veuve D***, âgée de 70 ans, d'une constitution nerveuse, d'un caractère irascible et inquiet, se plaignait de sa santé depuis long-temps, surtout de battemens de cœur, d'une toux incommode, et de son appétit qui était très faible et qu'elle n'osait pas satisfaire. Son avenir la tourmentait beaucoup; c'était un chagrin de tous les jours. Elle avait cédé son bien à ses enfans moyennant une pension qui ne lui était pas payée exactement par l'un d'eux; elle parlait quelquefois de se détruire. Un jour elle demande à une voisine si elle a entendu le chien aboyer dans la nuit; elle lui avoue qu'elle était entrée dans la mare pour se noyer, mais que le peu d'eau lui avait fait craindre d'y souffrir long-temps. C'était un an avant sa mort. D*** depuis long-temps quittait peu la maison où elle demeurait seule. Ne recevant pas le trimestre que lui devait son fils de Paris, elle y fait un voyage; elle revient sans ses 40 francs : contrariété, grande tristesse; elle répète encore qu'elle se détruira. La veille de sa mort son extérieur annonce une grande exaspération; elle dit à sa voisine : « *Demain je n'y serai plus.* » Le lendemain un vieillard entre chez elle au moment où elle venait d'attacher la corde pour exécuter son fatal projet. Le vieillard s'empare de cette corde; la veuve la réclame avec instance en promettant de ne plus s'en servir pour un pareil usage. Elle est en effet sortie presque au même instant pour aller faire une botte d'herbe.

Mais le surlendemain on trouva cette malheureuse pendue à la colonne de son lit, la pointe des pieds posait sur le sol. Elle avait eu la précaution de balayer sa chambre, de faire son lit, de préparer un linceul, de ne garder sur elle qu'un jupon et un bonnet blanc. Le lien dont elle s'était servie avait la grosseur du petit doigt. (1)

---

(1) Cazauvieilh. *Du suicide, de l'aliénation mentale et des crimes contre les personnes.* Paris, 1840, p. 131.

21e *Observation.*

Dans le quatrième volume des *Annales d'hygiène publique*, p. 152, on trouve la relation très curieuse d'un cas de suicide chez une femme privée presque entièrement de l'usage de la main droite.

« Alexis Thérèse, âgée de 45 ans, avait depuis l'âge de 10 ans cherché plusieurs fois à se détruire, et était sujette à des accès de folie. Elle n'avait depuis son enfance que les dernières phalanges de la main droite; de plus une rétraction de l'aponévrose palmaire existant du même côté, faible pour les premiers doigts, très forte pour l'auriculaire, réduisait à très peu de chose les services que pouvait lui rendre sa main droite, et plusieurs fois elle avait été refusée par des personnes auxquelles elle s'était offerte comme domestique. Prise d'une fièvre intermittente quotidienne, elle se décida, quatre jours après l'invasion de la maladie, à se rendre à l'Hôtel-Dieu où elle fut reçue le 15 mars. Dans la nuit du 15 au 16 elle fut tranquille; un bouillon qu'elle demandait lui fut donné, et à cinq heures du matin la veilleuse passant près d'elle la trouva fortement penchée sur le côté gauche du lit : craignant que Thérèse ne tombât, l'infirmière voulut la relever. Thérèse ne respirait plus, elle avait le cou serré par un fichu plié en cravate. Un premier tour très serré avait été formé en ramenant le mouchoir d'arrière en avant, un nœud simple avait été fait, et les deux chefs de la cravate ayant été portés d'avant en arrière, avaient servi à faire un second tour arrêté également par un nœud simple.

Il ne peut exister à l'occasion de ce fait absolument aucune suspicion d'homicide; et cependant Thérèse était tellement estropiée qu'elle pouvait à peine se servir de la main droite.

22e *Observation,*

De M. Lélut (1).

Dugat, journalier, âgé de 27 ans, entré dans la division des aliénés le 12 juillet 1832, maniaque halluciné, se croyait l'objet de persécutions continuelles, dont il attribuait la cause à la nécessité où il s'était vu, pour gagner sa vie, de nettoyer des ossemens humains. De fausses perceptions, intéressant surtout la vue et l'ouïe, troublaient sa veille et son sommeil, le jetaient dans des terreurs inexprimables, et lui faisaient désirer la mort. Il n'avait pourtant jamais manifesté le dessein formel de se la donner, et, la veille encore, il avait eu avec M. Ferrus une conversation où il s'était montré fort calme, lorsque, dans la nuit du 12 au 13 novembre, à deux heures du matin à-peu-près, il quitta son lit et la salle où il était couché et n'y rentra plus. Le lendemain, à la pointe du jour, on le trouva étranglé dans les lieux d'aisances voisins. Nous l'y vîmes, M. Ferrus et moi, à neuf heures, et nous nous livrâmes aux investigations dont voici le résultat.

La largeur des latrines est de 2 pieds 9 pouces ; celle de la porte, au gond de laquelle la suspension a eu lieu, est de 2 pieds 4 pouces, sa hauteur est de 6 pieds ; de son bord supérieur au gond sur lequel porte la corde, 13 pouces. La longueur de la corde doublée, depuis le gond jusqu'à l'endroit où le nœud coulant se serre sur le cou, est de 16 pouces ; la longueur totale du cadavre est de 5 pieds. Du sinciput à l'endroit où la corde se serre sur la partie postérieure du cou, 4 pouces : restent 4 pieds 8 pouces qui, réunis aux 16 pouces de la longueur de la corde jusqu'au nœud coulant, font 6 pieds, juste la longueur de la porte, et 13 pouces de plus que sa hauteur jusqu'au gond. Le cadavre est, en outre, chaussé de sabots dont le talon a 1 pouce et plus d'épaisseur. Ainsi, que la corde ait été primitivement placée sur le haut

(1) *Gazette médicale de Paris,* 1er décembre 1832.

de la porte, ou bien qu'elle l'ait d'abord été sur le gond où on l'a trouvée, la suspension n'a jamais pu être complète, et les pieds n'ont point quitté le sol. Rien, du reste, soit dans l'état de la porte, soit dans celui de la corde, soit dans les empreintes que les pieds du malade auraient pu produire sur la dalle humide et sale des latrines, n'indique que la corde ait d'abord été placée sur le haut de la porte; tout prouve, au contraire, qu'elle a été primitivement posée sur le gond, car elle en embrasse la partie transversale, s'appuie sur elle comme une anse, est passée entre le mur et lui, ce qui n'aurait pas eu lieu si la corde eût été mise d'abord sur l'angle supérieur de la porte; ou bien il eût fallu qu'avant de la placer, Dugat l'eût passée entre le gond et la muraille, comme s'il eût voulu se prémunir contre son glissement, et lui donner, dans ce cas, le gond pour appui; mais cela même n'a pu avoir lieu.

La corde a été doublée pour la confection du nœud coulant, et le nœud qui en unit les deux extrémités repose sur le cou du suicidé, dans l'étendue même du nœud coulant; ce nœud se serait, au contraire, trouvé en haut, sur le gond ou à-peu-près, s'il n'eût été fait qu'après le nœud coulant. La corde a donc été doublée d'abord, et elle n'était pas, à beaucoup près, assez longue pour que, si elle eût été placée primitivement sur le haut de la porte, Dugat pût aller placer la tête dans son nœud sans un moyen quelconque d'élévation, et il n'y en avait point.

La corde n'a donc jamais porté que sur le gond, et la taille de Dugat était plus élevée que n'était grande la distance du bas de la porte jusqu'à ce gond.

Le sujet est appuyé par son côté gauche et un peu postérieur contre la porte, la tête penchée et arc-boutée sur l'épaule de ce côté. La porte, comme je l'ai dit, a 6 pieds de haut, le sujet 5 pieds, du niveau du sinciput au bas de la porte il y a 3 pieds 2 pouces. Le cadavre ne s'est presque pas écarté de la porte ; l'extrémité pelvienne gauche y touche ou à-peu-près, et la droite est très peu éloignée de l'autre. Aussi y a-t-il une flexion très considérable des cuisses sur le bassin, des jambes sur les cuisses, et des pieds sur les jambes. La position est accroupie, presque naturelle; il y a eu affaissement du sujet, il y a froid de la peau, rigidité des membres ; le sujet se traîne tout d'une pièce. Le nœud coulant serre immédiatement aux angles des mâchoires et au-dessus du niveau du larynx. La corde s'est enfoncée dans la peau et s'y cache antérieurement; elle a pourtant 2 à 3 lignes de diamètre ; elle est de chanvre et forte. Cette curieuse observation suivie des détails de l'autopsie que nous ne jugeons pas utile de rapporter ici, est suivie des considérations suivantes.

Dugat n'est point mort asphyxié, sa nécropsie en fait foi. Il y avait à peine une légère congestion du cerveau et de ses membranes. C'étaient les poumons qui, par un dernier effet de l'asphyxie, étaient remplis de sang ; et cela s'explique par la position de la corde sur sa membrane hyo-thyroïdienne, et par sa constriction qui avait refoulé en arrière l'épiglotte sur l'ouverture de larynx. L'air a cessé de pénétrer dans le poumon, le sang a été projeté veineux au cerveau, et ce n'est que comme cela, par sa qualité et non par sa quantité, qu'il eût pu produire un trouble intellectuel capable d'empêcher le suicide de revenir sur sa détermination. Mais cet effet même n'a pas été nécessaire. La tête une fois passée dans le nœud coulant, il a suffi d'une violente traction du maniaque, qui s'est en même temps abandonné de tout le poids de son corps, et en fléchissant toutes les articulations des membres pelviens. Le nœud coulant s'est irrévocablement serré, l'asphyxie a commencé et la volonté n'a pas eu besoin d'être long-temps persévérante. On connaît, du reste, la ténacité effroyable de certains suicidés, et combien cette ténacité n'a-t-elle pas dû être plus grande chez un fou, chez un halluciné, qui entendait continuellement retentir à ses oreilles des injures, des menaces de mort, injures, menaces qu'ont encore rendues plus actives, plus terribles, un commencement d'angoisse corporelle, l'accroissement du trouble cérébral dans un lieu infect, dans le silence et la solitude de la nuit ? Très probablement la volonté a été active jusqu'au bout, et elle n'a disparu qu'avec le sentiment de la vie.

La verge n'était point en érection, mais la suspension était incomplète, même quand la vie a eu cessé, ce fait n'infirme donc point l'opinion générale.

Sur quatorze cas de strangulation, M. le docteur Etoc-Demazy (1) cite sept fois où la suspension était incomplète.

23e *Observation.*

B. âgé de 55 ans, suspendu dans un bois par une courroie fixée à une branche de chêne, avait les pieds appuyés sur la terre.

24e *Observation.*

B. 72 ans, taille de 1 mètre 65 centimètres, suspendu par une corde à la charpente de son grenier, à 1 mètre 25 centimètres du plancher, avait les jambes fléchies et les genoux presque au niveau du sol.

25e *Observation.*

B. femme de 53 ans, suspendue par une corde à l'un des montans de son lit, avait les pieds sur le sol et les genoux presque à terre.

26e *Observation.*

B. femme de 60 ans, suspendue par une bande de toile fixée à l'espagnolette d'un volet à 1 mètre 30 centimètres du sol, avait les pieds appuyés sur la terre.

---

(1) *Recherches statistiques sur le suicide.* Paris, 1844, p. 112.

27e *Observation.*

L. 67 ans, suspendu par une corde à une poutre élevée de 1 mètre 95 centimètres au-dessus du plancher, avait les pieds sur le carreau et les jambes demi-fléchies.

28e *Observation.*

G. femme de 43 ans, taille de 1 mètre 52 centimètres, suspendue par une sangle formant un anneau sans nœud coulant et fixée au barreau en fer d'une fenêtre, à 1 mètre 22 centimètres du plancher, avait les pieds à terre et les genoux fléchis.

29e *Observation.*

L. femme de 50 ans était suspendue dans un petit grenier par une corde, à nœud coulant, longue de 50 centimètres, fixée au faîte ; le cadavre est placé à-peu-près horizontalement ; auprès de lui se trouve une chaise ; la jambe droite est étendue en avant, le talon appuyé sur la terre du plancher, et la pointe du pied contre une espèce de tirant élevé de 6 centimètres au-dessus du sol et qu'on nomme la ferme ; le genou gauche est un peu fléchi ; le bras droit est pendant et le gauche appuie sur le premier barreau de la chaise.

Ces faits, ajoute M. Etoc-Demazy, extraits de rapports et de procès-verbaux authentiques, nous semblent établir suffisamment que la suspension peut déterminer la mort, quoique les pieds soient appuyés sur la terre et les genoux plus ou moins fléchis.

30e *Observation.*

Joseph L..., âgé de cinquante-quatre ans, journalier au hameau de Grammont, commune de Saint-Mars-d'Outillé, canton d'Écommoy, taille de 1 mètre 62 centimètres, corps trapu, tempérament sanguin, bilieux, constitution robuste, embonpoint plus qu'ordinaire, paraissait depuis long-temps, d'après les rapports de sa femme et de ses voisins, être atteint d'aliénation mentale, mais par intervalles seulement. Il craignait de manquer de pain, et il ne voulait ni travailler, ni mendier pour subvenir à ses premiers besoins.

Un jour, dans le mois de février 1830, après avoir exprimé l'intention de se donner la mort, il était monté dans son grenier, emportant une corde avec laquelle il se serait très probablement pendu, si sa femme n'était survenue auprès de lui.

Le 7 mars suivant, L... était resté seul pendant la grand'-messe. Dans la soirée, ses filles viennent pour le voir; ne le trouvant pas dans la chambre où il se tenait ordinairement, elles le cherchent dans la maison, et l'aperçoivent suspendu par une corde dans son grenier. Pour cela, il était monté sur une pièce de la charpente, dans la partie la plus élevée, et, après avoir fixé la corde, il s'était laissé tomber brusquement, en abandonnant son corps à tout son poids.

Le lendemain, le juge-de-paix d'Écommoy se rend sur les lieux, accompagné de M. Germain, du maire de Saint-Mars-d'Outillé et du brigadier de gendarmerie, et trouve ce malheureux encore suspendu dans le grenier.

Ses vêtemens ne présentent aucun désordre; son corps est complètement froid; les bras sont pendans, et la pointe des pieds ne fait que toucher le sol légèrement, sans s'appuyer sur lui (1).

31e *Observation.*

Un malade, âgé de vingt-quatre ans, entra à la clinique de la Charité en offrant tous les symptômes d'une péritonite. Dans la nuit du 19 au 20 février 1827, entre deux heures et demie et trois heures moins un quart du matin, on le trouva à genoux sur son lit, le corps un peu penché en avant, et retenu par la corde fixée au ciel du lit, laquelle entourait le

---

(1) Etoc-Demazy, *Recherches statistiques sur le suicide*, page 122.

cou en faisant un tour simple retenu en arrière par un nœud situé vis-à-vis la nuque. On avait vu le malade descendre de son lit un instant auparavant, de sorte que la suspension existait tout au plus depuis un quart d'heure, quand on s'aperçut de l'accident et qu'on coupa la corde. Le chirurgien de service appelé aussitôt, pratiqua une saignée de la jugulaire, insuffla de l'air dans la bouche, etc., mais toutes ces tentatives furent inutiles (1).

32e *Observation,*

Communiquée par M. le Dr Luuillier, d'Orléans, ainsi que les 33e, 34e et 35e.

En 1826, un soldat suisse, âgé de vingt-six ans, remarquable par la force, la grandeur et la beauté du corps, disparaît de la caserne, à la suite d'une simple réprimande de ses chefs, on le trouve pendu dans l'île Saint-Loup.

Une fourche en bois était appuyée par son extrémité divisée contre une meule de paille, l'autre bout reposait sur le sol. Le plan qu'elle formait était très incliné. Un mouchoir attaché en haut à l'angle de la fourche, se nouait en bas avec les extrémités d'un bout de corde de la grosseur du petit doigt. Cette corde dans son milieu formait un nœud coulant passé autour du cou, au-dessous de la mâchoire, au-dessus du larynx. Ce qu'il y a de remarquable dans ce suicide, c'est que le corps était tellement incliné que la tête n'était qu'à 48 centimètres du sol, et que les pieds, les genoux, le ventre et les mains touchaient à terre.

Pour se pendre, ce soldat avait dû se coucher à plat ventre, se soulever à l'aide de ses mains appuyées sur le sol, passer sa tête dans le nœud coulant, puis abandonnant tout à coup le point d'appui, rester suspendu par le cou, sur lequel portait alors tout le poids de la tête et de la poitrine. Si la perte de connaissance n'avait pas été subite, si l'asphyxie n'était point survenue instantanément, ce militaire dans la position

(1) Orfila, Obs. 14e, *Médecine légale,* 3e éd., p. 430.

où il se trouvait, pouvait, rien qu'en se soulevant un peu sur ses mains, qui touchaient encore la terre, faire cesser la constriction occasionnée par le poids du corps, et la respiration un moment interrompue, se serait aussitôt facilement rétablie. La figure avait conservé le plus grand calme.

33ᵉ *Observation.*

En 1829, un jeune homme de dix-sept ans, retenu à la prison d'Orléans pour je ne sais quel délit, fut trouvé pendu au loquet de la porte des latrines, au moyen d'une corde formant un nœud coulant. Le loquet n'était pas à plus d'un mètre d'élévation, de sorte que les jambes pliées sur les cuisses laissaient aux genoux la facilité d'appuyer sur le carreau.

34ᵉ *Observation.*

En 1832, vingt-huit prisonniers vendéens sont enfermés dans une même et vaste chambre. A minuit un d'eux se lève, ouvre la fenêtre, ce mouvement est entendu par plusieurs prisonniers qui ne dormaient pas. Au jour on voit un homme pendu dans la position d'une personne solidement assise au bas de la fenêtre, le dos appuyé contre le mur. Un mouchoir avait été attaché aux barreaux et se nouait à la cravate.

35ᵉ *Observation.*

En 1830, un nommé G***, employé au télégraphe, est trouvé mort sur son lit. Il est à genoux, le corps plié en deux, la tête appuyée sur la couverture. Le cou est entouré d'un caleçon de toile, dont les jambes sont tournées deux fois autour du cou, et arrêtées au-devant par deux nœuds simples fortement serrés. Le cadavre n'offrait aucune trace de lésion extérieure, le cou portait à peine l'empreinte des plis du caleçon. La face était gonflée et fortement injectée et de couleur livide, il s'était écoulé de la bouche et des narines une grande quantité de mucosités sanguinolentes, les lèvres étaient de couleur violacée ; les dents étaient fortement serrées. La révolution de Juillet qui avait eu lieu quelques jours auparavant l'avait si péniblement affecté, qu'il avait voulu se tuer avec une arme à feu, un de ses camarades l'en avait empêché ; la strangulation avait été exempte de douleurs et de convulsions ; car son lit était adossé à une cloison contre laquelle était placé dans une autre chambre le lit d'un individu malade, privé de sommeil, et qui ne s'était pas levé de la journée ; il n'avait remarqué aucun bruit extraordinaire. Le suicide ne peut être mis en doute.

Ces observations, ajoute M. Lhuillier, prouvent, il me semble, l'instantanéité de la syncope et de l'asphyxie. Quant aux convulsions qui, dit-on, accompagnent la mort des pendus, je ne sais si elles ont été observées ou si on n'a pas été induit en erreur par les balancemens imprimés aux corps par l'exécuteur dans les pays où la pendaison est le supplice des criminels. Je ne les ai jamais vues, mais l'impassibilité des traits, la position naturelle des membres, le silence qui règne autour du suicidé, me les font révoquer en doute.

36e *Observation*,

Donnée par M. Cazauvieilh, médecin à Liancourt, ainsi que les 37e, 38e, 39e et 40e.

P..., âgé de quatre-vingt-trois ans, de Catenay, canton de Liancourt, était atteint d'une péritonite chronique. Il ne pouvait plus travailler, ce qui était pour lui un grand désespoir. Il fixa un terme pour la guérison de sa maladie, tout en ne recevant aucun soin, et il annonça à sa famille et à ses voisins qu'il ne passerait pas l'époque indiquée, s'il n'était pas guéri. Le 25 mars 1844, il disparaît dans l'après-midi ; on le cherche ; on le trouve le lendemain pendu dans le grenier d'une maison non habitée qui lui appartenait. Il était presque assis sur une botte de paille, les jambes étendues. On trouve auprès de lui une bouteille d'eau-de-vie à moitié vide ; vêtemens bien conservés ; aucune trace de violence, excepté le sillon qui existait à la partie antérieure et aux parties latérales du cou : la corde formait un nœud coulant. Ainsi, aucun doute sur le genre de mort.

37e *Observation.*

D..., âgé de quatre-vingt-un ans, de Monceaux, canton de Liancourt, était un pauvre mendiant, vivant seul et qui, le 24 mai 1841, s'est donné la mort dans sa chambre très basse, parce qu'il ne pouvait plus aller demander. Les pieds touchaient le sol.

38e *Observation.*

F..., âgé de quatre-vingt-un ans, de Nointel, canton de Liancourt, était un cultivateur aisé, mais d'une grande avarice. Se trouvant affaibli par l'âge et par plusieurs maladies graves qu'il avait eues depuis quelque temps, il pleurait quand il pensait à son ouvrage. *Il ne pouvait plus travailler, et il mangeait.* C'est son expression. De plus, d'après une mauvaise habitude du pays, il allait vivre un mois chez chacun de ses trois enfans. Couché dans une petite chambre au premier, où l'on avait déposé du blé, il descendait quelquefois fort tard. Le 18 janvier 1840, vers midi, on monte dans sa chambre. On le trouve mort : les pieds posaient sur le sol, le corps appliqué contre le mur; le lien, très court, attaché à un crochet. Les premiers qui le virent annoncèrent que F... était mort *debout contre un mur.* Chose qu'on n'avait jamais vue, qu'un mort put se tenir debout. De là l'empressement de la foule à aller voir ce miracle ; tout le monde y croyait, on l'avait vu ; mais ma visite dissipa l'erreur. Je leur fis voir que F... était accroché avec une corde.

F... avait dit cent fois en pleurant : *je ne travaille plus, je ne gagne plus rien, je me pendrai, je me pendrai.* En effet, l'année précédente son fils aîné le surprit dans le grenier avec une corde à la main, au moment où il allait exécuter son projet.

39e *Observation.*

R..., âgé de soixante-cinq ans, de Cinqueux, canton de Liancourt, atteint d'une gastro-entérite chronique, vomissait ses alimens, et cependant il voulait toujours manger. De plus, il avait la diarrhée. Habituellement triste, il pleurait souvent, se tourmentant de ses affaires, quoiqu'elles fussent en bon état. Depuis le mois de mai précédent, il avait donné plusieurs preuves de démence : souvent il se sauvait en chemise dans la rue. Enfin, il parlait toujours de se détruire. A deux heures le 6, il dîne avec sa fille, qui s'absente aussitôt le repas terminé. A trois heures elle revient, elle le trouve pendu dans son grenier. Le pied gauche posait sur une botte de foin, la pointe du pied droit sur le sol. Le lien était une lanière formant un nœud coulant très serré.

40e *Observation.*

E..., âgé de quarante-six ans, garde-champêtre à Rieux, canton de Liancourt, après avoir passé la nuit à boire, fait, à 3 heures du matin, des tentatives de viol sur une fille qui allait au marché. L'autorité en est instruite. E..., effrayé, ne voit plus que procès, galères, et surtout frais à payer. Il se pend dans son grenier, le 11 juin 1840. La pointe des pieds était appliquée sur le sol. Éjaculation spermatique très abondante, odeur *abominable*.

41e *Observation*,

Communiquée par mon ami le docteur Henri Lucas, d'Orléans.

En 1839, à Baule, près Meun (Loiret), un vigneron grand, brun, maigre, au cou allongé, père de famille, voulant mettre un terme aux querelles de ménage, pendit sa femme, puis, l'ayant portée dans son lit, prit la même corde, l'attacha par une extrémité au cercle d'un grand cuvier, et avec l'autre il fait un nœud coulant qu'il se passe autour du cou.

Peu d'instans après, le docteur Giganon le trouve étendu sur le dos, appuyé le long du cuvier, chaud encore, mais déjà sans vie, les pieds portant à plat sur le sol.

Il y avait érection et émission de sperme.

42e *Observation.*

Un événement tragique vient de se passer dans la commune de Hurlus (Marne) :

Le premier de ce mois, le nommé Nicolas Champenois, cultivateur et habitant aisé de cette commune, après avoir labouré et ensemencé en avoine un de ses champs, retournait au village vers le soir, lorsque, à 400 mètres de distance, il ôta la longe de son cheval, y fit un nœud coulant qu'il passa autour de son cou et attacha l'autre bout à l'arrière-train de sa charrue. Ces préparatifs terminés, il mit son cheval au galop et fut ainsi traîné jusqu'au village. Un jeune homme, témoin de cet affreux spectacle, tenta d'arrêter le cheval sans pouvoir y parvenir. Quelques habitans, accourus à ses cris, se rendirent maîtres du cheval et s'empressèrent de couper la corde, mais il était trop tard, la strangulation avait été complète et le corps de ce malheureux était couvert de meurtrissures. Quelques minutes après il rendit le dernier soupir (1).

43e *Observation.*

Un capitaine du 56e de ligne, en disponibilité à Cherbourg, vient de mourir bien misérablement à l'hôpital maritime. Atteint d'une fièvre cérébrale, il avait été revêtu de la camisole de force ; le chirurgien avait recommandé qu'on ne le laissât pas seul ; mais la sœur chargée de le surveiller s'absenta, sans même placer d'infirmier auprès de lui et après avoir fermé la porte de sa chambre dont elle emporta la clef. Elle fut absente plus d'une heure, et quand enfin elle reparut et que l'infirmier la pria d'ouvrir la porte de la chambre, il était trop tard, on ne trouva plus qu'un corps inanimé : le malheureux officier, en se débattant, s'était étranglé avec sa chemise de force (2).

---

(1) *Siècle* du 9 avril 1843.

(2) *Constitutionnel* du 20 avril 1845.

44e *Observation* (1).

Ancienne gastrite.—Hypochondrie ; monomanie triste. — Hallucinations de la vue et de l'ouïe. — Suicide. — Mort.

M. F***, âgé de vingt-huit ans, grand, brun, fortement musclé, a été pris, il y a deux ans, en 1842, d'accidens gastriques qui l'ont fait traiter pour une affection de l'estomac. Il y a dix-huit mois ont succédé des symptômes d'hypocondrie. Il a pu cependant continuer son état de graveur jusqu'à il y a huit jours. En mars son esprit se dérange. Depuis cinq à six mois il était plus triste ; il riait en travaillant, ce qui prouvait que sa pensée était ailleurs.

Après quelques jours de traitement il paraît mieux, le 9 mai 1844 il commence à marcher sur les quatre heures, va et vient ; à six heures le domestique qui couche à côté de lui entre dans la chambre, il le trouve couché, rien de particulier. A six heures un quart la lingère va pour lui porter du tabac, elle accourt effrayée me dire qu'il est pendu. Je monte, il est presque entièrement habillé, debout, les pieds posés à plat par terre, le dos appuyé contre la muraille. Il est maintenu par une serviette attachée par un bout à un clou de rideau, de l'autre passée autour de son cou au moyen d'un foulard.

On coupe la corde aussitôt, on lui donne des soins, mais on ne peut le rappeler à la vie.

45e *Observation.*

Le 3 décembre 1835, un commissionnaire, âgé de 32 ans, célibataire, atteint de monomanie triste, croit qu'on va venir le pendre; depuis six mois il a un dégoût prononcé de la vie.

(1) Je dois les deux observations 44 et 45 à l'obligeance de mon confrère M. Brierre de Boismont.

Il se pend tout habillé avec une corde faite avec son rideau attaché au patère de la croisée, ses genoux portaient entièrement sur le sol.

46e *Observation.*

Un étranger, âgé de 32 ans, est amené, il y a quelques années, dans une maison de santé et les parens en annonçant une grande propension au suicide chez ce malade, le recommandent d'une manière toute particulière. Cet étranger venait de faire un assez long voyage, il demande à se coucher, mais on lui met à ses côtés deux domestiques qui ne doivent pas le quitter d'un instant.

Deux heures après, notre étranger fait demander le directeur et lui dit que d'après la recommandation qui lui a été faite, il comprend parfaitement la surveillance dont il est l'objet, mais que ses deux gardiens placés si près de lui l'empêchent de dormir.

On donne l'ordre aux gardiens de se promener, mais de ne pas quitter la chambre une seule minute.

Deux heures après le directeur revient voir son nouvel hôte, il lui parle, pas de réponse, il le secoue, même silence, il enlève alors les draps et il s'aperçoit que son malade s'était étranglé.

Il avait déchiré lentement et sans bruit une bande de toile du devant de sa chemise, l'avait tordu fortement pour en faire une corde, puis progressivement et sans que ses gardiens l'aient remarqué, il avait passé cette corde autour de son cou, avait fait un nœud simple en avant et avait serré avec force en tenant les deux bouts entre le pouce et l'index de chaque main. C'est dans cette position qu'il fut trouvé, ayant expiré sans douleur apparente, sans bruit, sans secousse appréciable.

47e *Observation.*

Le 24 février 1845, sur la réquisition du commissaire de

police du quartier du Luxembourg, je me suis transporté rue du Vieux-Colombier, 6, pour donner mes soins ou constater le décès de M. P***, Jean-Baptiste, âgé de 52 ans, employé à la préfecture de police comme inspecteur des maisons garnies, que l'on n'avait pas vu depuis deux jours. Arrivés audit domicile et assistés d'un serrurier, celui-ci chercha vainement à ouvrir la porte avec ses clefs. La serrure était fermée à double tour, la clef posée intérieurement dans la serrure. On fut donc forcé de faire sauter la gâche avec une pince.

Dans le couloir qui précédait l'appartement, nous remarquâmes d'abord une porte vitrée démontée. La porte de la première pièce où couchait habituellement M. P*** était entr'ouverte, et en la poussant nous ne vîmes pas d'abord le corps de M. P***. Ce n'est qu'après être entrés tous les trois et avoir repoussé la porte derrière nous que nous vîmes M. P***. Il était debout contre l'angle de la porte de sa cuisine et pendu au gond supérieur de cette porte qu'il avait démontée et portée dans le couloir d'entrée.

M. P*** était vêtu d'un gilet de flanelle, d'un caleçon, d'une chemise flottante sur le caleçon, il avait sur la tête un bonnet de coton et des chaussettes de laine dans les pieds. Ceux-ci posaient exactement à plat sur le sol et dans toutes leurs parties, la cuisse gauche était très légèrement fléchie sur la jambe et sur le bassin, la tête était un peu inclinée sur le côté gauche et la partie gauche du sternum appuyait fortement contre la feuillure du chambranle de la porte qui y avait laissé une empreinte longitudinale de 10 centimètres environ; les deux bras pendaient le long du corps, de telle sorte que le corps placé sur les deux pieds, se tenait droit plutôt par le point d'appui qu'il avait trouvé sur la rainure du chambranle que par le lien qui était presque lâche. Celui-ci se composait d'une vieille cravate de soie noire qui avait été long-temps tournée pour en faire une espèce de corde très solide, exactement comme lorsque les enfans veulent faire un tampon avec leur mouchoir, puis elle avait été doublée, les deux extrémités réunies par un nœud qui avait été posé simplement entre le chambranle et la tige ascendante du gond. L'anse formait un nœud coulant placé en arrière dans lequel le cou du patient se trouvait excessivement serré.

La hauteur de la porte est de 1 m. 92, sa largeur 65 centimètres. La hauteur du sol au gond suspenseur 1 m. 67. La longueur de la cravate, prise de la partie postérieure du nœud coulant jusqu'au nœud retenu par le gond, est de 22 centim. M. P*** avait 1 m. 60 de taille.

Rien ne lui eût donc été plus facile, s'il n'avait eu la ferme intention de mourir, de se lever sur la pointe des pieds et de desserrer son nœud coulant ou, même avec sa main droite, de faire sauter le nœud simple passé dans le gond.

Mais M. P***, malade depuis long-temps, éprouvant des souffrances assez grandes d'une affection de cœur, pour la quelle il ne voulait faire d'ailleurs aucun traitement, avait pris la ferme résolution de mourir.

En effet, nous trouvâmes à ses pieds un lien composé d'un morceau de ruban étroit de soie noire et d'un vieux cordon de tablier de cuisine. Ce cordon de fil s'était cassé.

Sur le lit était une forte et longue lanière de cuir avec boucle. Ce n'est sans doute qu'après avoir essayé ces deux liens qu'il prit le parti d'en composer un très solide avec sa cravate.

Après avoir bien constaté avec le commissaire de police la position du cadavre qui était raide et tout d'une pièce, je le fis enlever et mettre sur le lit qui était défait et dans lequel il paraissait s'être couché. La face était pâle, la langue dans la bouche, les dents très fortement serrées, un peu d'écume à la commissure gauche des lèvres. La cravate ayant été enlevée, on voit un sillon très profond qui prend au-dessus de l'os hyoïde et se prolonge sous l'angle de la mâchoire jusqu'à la partie postérieure du cou où il s'efface presque entièrement.

Ce sillon était brun, mais sans ecchymose, il y avait seulement une très petite excoriation de l'épiderme, à gauche et en arrière, produite sans doute par le col de la chemise qui se trouvait encore un peu engagé sous le lien de ce côté; seulement sur le côté gauche du sternum et perpendiculairement aux côtes, un sillon de 10 centimètres environ dont nous avons déjà parlé plus haut.

La verge est dans un état de complète érection, elle est rouge, ses veines dorsales sont très apparentes, il y a du sperme à son extrémité et on en trouve dans le caleçon ; le scrotum est rouge et marbré. Quelques marbrures rougeâtres sur les extrémités inférieures, sur le dos et sur les fesses. On ne remarque sur le corps aucunes traces de blessures ni de contusions.

M. P*** avait déjà tenté, dix ans avant, de s'étrangler en tournant fortement sa cravate avec ses mains étant couché sur son lit, mais il en avait été alors empêché par deux de ses amis qui étaient présens.

Tous les meubles étaient intacts, à leur place habituelle. Sur une table et très près du lit se trouvait une bourse à quêter dans laquelle il y avait 115 fr. en pièces de 5 fr. La visite la plus minutieuse faite dans deux autres pièces par le commissaire de police n'a pu faire constater ni la présence ni la fuite d'un malfaiteur. Les fenêtres étaient bien closes intérieurement, et si on se rappelle que la porte était tellement bien fermée en dedans qu'il fallut faire sauter la gâche, on ne peut plus faire la moindre objection à un suicide.

C'est donc avec intention bien formelle de s'étrangler, que M. P*** a démonté sa porte de cuisine, choisi un lien très solide après en avoir essayé deux autres. C'est avec une résolution remarquable sans aucune arrière-pensée de retour qu'il a serré fortement le nœud coulant en portant le cou en avant, et qu'il n'a pas fait le moindre effort pour échapper à la mort, alors que cela lui était si facile en s'élevant légèrement sur les pieds.

48e *Observation.*

4 décembre 1835.—Un homme âgé de trente ans, ouvrier peintre en bâtimens, né à Meaux (Seine-et-Marne) qui avait la malheureuse habitude de s'enivrer, se pend avec une corde dans son domicile, les pieds posaient à terre, et rien ne lui était plus facile que de se délivrer du lien s'il en eût eu la volonté.

49e *Observation.*

Un vieillard de quarante ans ayant occupé une haute position sociale, mais étant tombé dans la gêne, et sa santé étant altérée depuis long-temps par suite de l'abus des plaisirs auxquels il s'était abandonné, peut-être aussi par suite de l'abus des boissons, avait déjà souvent parlé de se détruire lorsque le 22 janvier 1835, au soir, il monte dans l'entresol qu'il habitait à Paris, et se pend avec une corde à un porte-manteau à hauteur d'appui. Les talons touchent le sol et il a fallu qu'il se laissât glisser.

Ce n'est que le lendemain qu'on s'est aperçu de ce suicide.

50e *Observation.*

Un ouvrier menuisier, âgé de 40 ans, habitant Versailles, tombe dans la plus affreuse misère, il se fait arrêter pour vol le 7 février 1834, le lendemain à 1 heure du matin on entre dans la prison, et on le trouve pendu avec sa cravate aux barreaux de sa prison, mais comme la croisée est peu élevée on remarque que ses pieds touchent par terre.

51e *Observation.*

Un vieillard de soixante-un ans, né dans le grand-duché de Luxembourg, ancien ouvrier carrier, avait été admis à Bicêtre, et continuait à boire immodérément de l'eau-de-vie, lorsque le 24 avril 1836, on le trouve pendu tout habillé dans une fosse qui sert à scier le bois; il s'était servi d'un bout de corde qu'il avait dédoublée pour l'allonger. Ses pieds touchent à terre.

52e *Observation.*

Un ouvrier parqueteur, âgé de quarante-huit ans, né à Versailles, et que son état habituel laissait dans la misère la plus profonde avait déjà manifesté l'intention de se détruire et de tuer sa femme, lorsque le 5 juin 1836, rentré ivre comme de coutume, il essaie de se tuer en se donnant des coups de fourchette dans la région du cœur, mais n'ayant pu y réussir, il prend un clou, l'enfonce dans le mur, et se pend avec une corde. On le trouve le même jour, et on remarque que ses pieds reposent complétement sur le sol.

53e *Observation.*

Un ouvrier terrassier, âgé de soixante-dix ans, qui habitait la commune de Gentilly, et y occupait au premier étage une petite chambre à peine meublée, avait la funeste habitude de s'enivrer, et disait souvent qu'il mettrait fin à ses jours. Depuis quatre jours il ne quittait pas les cabarets. Le 13 juin 1836, au soir, il rentre ivre, et le 14, au matin, on le trouve pendu avec une corde, il était déshabillé, les pieds touchent à terre et il lui eût été facile de suspendre l'exécution de son projet.

54e *Observation.*

Une femme de quarante-trois ans, née en Auvergne, mais habitant Paris, avait épousé un commissionnaire ; peu-à-peu sa conduite se dérange, elle néglige son ménage. Son mari la surprend, elle craint d'être poursuivie pour adultère, et d'un autre côté elle a peur de voir son mari se battre en duel avec son amant, lorsque le 14 juin 1836, après avoir commencé à s'habiller, elle se pend dans sa chambre avec une corde au piton de la flèche de son lit. Mais la corde est assez longue pour que ses pieds puissent venir toucher le sol.

55ᵉ *Observation.*

Une femme de soixante-six ans, née à Bouchard (Jura), et demeurant dans une petite chambre mansardée au sixième étage, n'avait d'autre occupation pour gagner sa vie que d'écosser des pois et de faire quelques commissions, mais cela pouvait à peine suffire à ses plus pressans besoins. Le 15 juin 1836, on la voit rentrer chez elle le soir, et le lendemain 16 on la trouve pendue avec une corde à un champignon de porte-manteau qui n'est qu'à 1 mètre 30 cent. du sol. Elle est agenouillée, les genoux pliés, les jambes portant sur le carreau.

56ᵉ *Observation.*

Un vieillard de soixante-dix-huit ans, propriétaire, malade depuis long-temps, et désolé d'être atteint à son âge d'une paralysie qui affectait tout le côté gauche, avait déjà manifesté plusieurs fois l'envie de se détruire, lorsque le 16 juin 1836, entre quatre et cinq heures du matin, on entre dans sa chambre, et on le trouve sur son lit, mais pendu à la corde qui lui servait à changer de place.

Avec une seule main donc cet homme âgé et infirme depuis long-temps était parvenu à s'étrangler.

57ᵉ *Observation.*

Un ouvrier doreur de Paris, âgé de cinquante-six ans, habituellement dans un état d'ivresse complet, se fait arrêter un jour pour tapage dans un cabaret. On le conduit au poste; quelques heures après, à deux heures, on entre au violon et on le trouve pendu avec son mouchoir. Les pieds posent à terre et à plat, les genoux sont fléchis sur le bassin et les jambes sur les cuisses.

58ᵉ *Observation.*

La demoiselle L.... Stéphanie, âgée de trente-quatre ans, native de Langres (Haute-Marne), rentière, occupe une petite chambre, rue d'Enfer, 61. Depuis long-temps cette demoiselle souffre d'une affection assez ancienne de la matrice, et rien ne donnait à penser qu'elle eût l'intention d'attenter à ses jours, lorsque dans la matinée du 25 février 1845, elle rentre chez elle. Peu d'instans après une voisine veut lui porter quelque chose, elle frappe à sa porte, on ne répond pas, elle se décide à entrer, et aussitôt elle aperçoit la demoiselle L.... pendue à l'aide d'un cordon de rideau. Elle était à cheval sur l'angle d'une chaise. Les cuisses fléchies sur le bassin, les jambes fléchies sur les cuisses, les deux pieds posant sur le sol par leur bord interne (1).

M. Murat a vu un aliéné qui s'était étranglé dans sa loge avec une corde qu'il serra ensuite et maintint serrée avec un bâton. M. Ollivier cite un cas analogue qu'il a observé à Angers; c'était un osselet qui avait fait l'office de tourniquet. M. Macquart en cite un où le suicidé avait employé, à cet office, une fourchette. Enfin M. Villermé dit que ce mode de suicide est fort commun à Cordoue, où cela s'appelle se garrotter.

Pour plus de clarté nous allons actuellement résumer en tableaux les faits principaux de ces observations qui sont de trois espèces différentes.

Faits publiés par le docteur Marc ou antérieurement. — *Observations* 1 à 15.

Faits publiés postérieurement. — *Observations* 15 à 32.

Faits inédits et entièrement nouveaux. — *Observations* 32 à 58 inclus.

Total 58 observations de suspension incomplète.

Ces 58 observations peuvent encore être considérées sous le point de vue des sexes, de l'âge, du mode de suspension, tel est l'objet du tableau ci-joint.

---

(1) Le docteur Paris, dans le tome VIII des *Annales d'Hygiène*, page 429, parle d'un homme qui fut trouvé étranglé sur son lit, dans une position tout-à-fait horizontale, au moyen d'une courroie étroite.

OBSERVAT.	HOMMES.	FEMMES.	AGE.	LIEN.	POSITION.
1	»	1	55	Corde.	Le dos appuyé sur le plan incliné d'un talus.
2	1	»	40	Rubans.	Agenouillé. Les pieds et les jambes portant sur le lit.
3	1	»	35 à 40	Ficelle.	Id.
4	1	»	71	Deux mouchoirs de fil.	Les bouts des deux pieds touchant le sol.
5	1	»	16	Mouchoir de coton.	Les pieds appuyés sur un monceau de blé.
6	1	»	49	Cravate.	Accroupi. Les talons portant à terre.
7	1	»	41	Foulard.	Presque assis. Les talons posant sur le sol.
8	1	»	36	Chemise.	Talons posant sur l'appui d'une fenêtre.
9	1	»	40	Lanières faites avec un drap de lit.	Presque assis. Les talons posant sur le sol.
10	1	»	40	. . . .	Agenouillé. Les extrémités des pieds posant sur le lit.
11	»	1	31	Foulard.	La jambe droite étendue. Les talons posant sur le sol. La jambe gauche fléchie. Le pied touchant le sol par son bord interne.
12	»	1	40	Corde.	Les jambes, les cuisses, la hanche gauche posant sur le sol.
13	1	»	45	Corde.	Le bout des pieds portant sur le lit.
14	1	»	. . .	Deux cravates.	Les extrémités sur le lit, la tête sur le sol.
15	1	»	12	Deux cravates.	Les pieds posant sur le sol.
16	»	1	25 à 26	Jarretière.	Couchée dans son lit.
17	1	»	43	Cravate de soie.	Le bout des pieds touchant le sol.
18	1	»	15	Corde.	Les pieds posant sur le sol
19	1	»	34	Corde.	Accroupi. Les pieds sur du fumier.
20	»	1	70	Corde.	La pointe des pieds posant sur le sol.
21	»	1	45	Cravate.	Couchée sur son lit.
22	1	»	27	Corde.	Accroupi. Les pieds posant sur le sol.
23	1	»	55	Courroie.	Les pieds appuyés par terre
24	1	»	72	Corde.	Les pieds posant à terre. Les jambes fléchies.
25	»	1	53	Corde.	La pointe des pieds sur le sol.
26	»	1	60	Bande de toile.	Les pieds appuyés sur le sol.
27	1	»	67	Corde.	Les pieds sur le sol. Les jambes demi fléchies.
28	1	»	43	Sangle.	Les pieds à terre et les genoux fléchis.

OBSERVAT.	HOMMES.	FEMMES.	AGE.	LIEN.	POSITION.
29	»	1	50	Corde.	Le talon de la jambe droite sur la terre. Le bras droit sur une chaise.
30	1	»	54	Corde.	La pointe des pieds touchant le sol.
31	1	»	24	Corde.	A genoux sur son lit.
32	1	»	26	Corde.	Les pieds, les genoux, le ventre et les mains touchant le sol.
33	1	»	17	Corde.	Les genoux touchant le sol.
34	1	»	. . .	Deux mouchoirs.	Assis par terre.
35	1	»	. . .	Caleçon de toile.	A genoux.
36	1	»	83	Corde.	Presque assis sur une botte de paille, les jambes étendues.
37	1	»	81	. . . .	Les pieds touchaient sur le sol.
38	1	»	81	Corde.	Debout. Les pieds à plat sur le sol.
39	1	»	65	Lanière.	Le pied gauche posait sur une botte de foin. La pointe du pied droit sur le sol.
40	1	»	46	. . . .	La pointe des pieds sur le sol.
41	1	»	. . .	Corde.	Les pieds portant à plat sur le sol.
42	1	»	. . .	Corde.	Tout le corps posant sur le sol.
43	1	»	. . .	Camisol. de forc.	Couché sur son lit.
44	1	»	28	Une serviette et un foulard.	Les pieds posant à plat sur le sol.
45	1	»	32	Rideau.	Les genoux portaient sur le sol.
46	1	»	32	Corde faite avec une chemise.	Couché.
47	1	»	52	Cravate de soie.	Debout. Les pieds à plat sur le sol.
48	1	»	30	Corde.	Les pieds à terre.
49	1	»	80	Corde.	Les talons touchent le sol.
50	1	»	40	Cravate.	Les pieds touchent à terre
51	1	»	61	Corde.	Les pieds touchent à terre
52	1	»	48	Corde.	Les pieds reposent sur le sol.
53	1	»	70	Corde.	Les pieds touchent à terre.
54	»	1	43	Corde.	Les pieds touchent le sol.
55	»	1	66	Corde.	Agenouillée. Les genoux pliés, les jambes sur le carreau.
56	1	»	78	Corde.	Sur son lit.
57	1	»	56	Mouchoir.	Les pieds posent à terre.
58	»	1	34	Cordon de rideau.	Les pieds à terre. A cheval sur l'angle d'une chaise.
	45	13			

Ainsi dans ces cinquante-huit observations nous trouvons quarante-cinq hommes et treize femmes :

4 suicides de 12 à 20 ans.
5 20 à 30
9 30 à 40
14 40 à 50
6 50 à 60
5 60 à 70
5 70 à 80
4 80 à 85

Six fois l'âge n'est pas indiqué.

Notre maximum est donc de 40 à 50 ans, et on ne remarque pas de différence, sous ce rapport, entre les sexes, car pour les treize femmes on voit :

1 suicide de 25 à 30 ans.
3 30 à 40
4 40 à 50
2 50 à 60
2 60 à 70
1 70

Ce résultat ne s'accorde pas cependant avec celui indiqué par M. Guerry (1). Cet auteur dit que sur mille suicides par suspension, il y a

De 10 à 20 ans.	De 20 à 30 ans.	De 30 à 40 ans.	De 40 à 50 ans.	De 50 à 60 ans.	De 60 à 70 ans.	De 70 à 80 ans.	Au-dessus de 80 ans.
68	51	94	188	256	235	108	0

D'après M. Étoc-Demazy, médecin en chef des aliénés de la Sarthe, le chiffre le plus élevé des suicides se trouve de 30 à 60 ans, ou pour mieux dire, de 16 à 40 ans, période ascendante, puis de 40 à 60 ans, période moyenne, puis de 60 à 83, période décroissante (2).

(1) *Statistique morale de la France*, 1833, p.

(2) *Recherches statistiques sur les suicides*, 1844, in-8°.

D'après nos recherches, dit M. Cazauvieilh (1), les périodes de 15 à 20 ans, de 20 à 25, 30, 35, 40 et 50, donnent peu de morts volontaires.

Notre maximum est de 50 à 65 ans.

D'après Esquirol, le maximum des suicides est de 20 à 30 ans pour les hommes, 30 à 45 ans pour les femmes, il y a une décroissance de 45 à 50, et surtout pour les périodes suivantes.

Si maintenant on veut regarder avec attention le relevé des positions dans lesquelles on a trouvé les cadavres, on remarque que le plus souvent on a trouvé le bout des pieds portant sur le sol, ou les talons touchant le sol, et que dans quelques observations, les pieds sont indiqués bien à plat sur le sol. Les autres positions sont trop variées pour pouvoir être comptées. Il n'en résulte pas moins que, d'après ces calculs, dans la moitié des cas on trouvera très probablement les suicidés étranglés avec suspension incomplète dans une des deux premières positions indiquées plus haut.

Dans plus de la moitié des cas, ceux qui ont envie de se suicider par strangulation emploient une corde ou en fabriquent une avec leurs draps, leurs chemises. Ce n'est que beaucoup plus rarement qu'ils se servent de mouchoirs, de cravates et de foulards ou d'autres liens.

Tous les auteurs de médecine légale ont établi depuis longtemps que la strangulation par suspension incomplète était possible et même certaine; devant les tribunaux cette cause a été soutenue avec conviction. M. Orfila, dans sa médecine légale, dit que cela est incontestable. Ollivier d'Angers a publié diverses observations qui prouvent ce fait. M. Devergie (2) après avoir cité quelques-uns des faits rapportés ici, termine en disant:

---

(1) *Du suicide*, 1840, in-8°, p. 32.

(2) *Médecine légale*, tome II, 1840, p. 442.

« Nous établirons que la suspension suivie de la mort peut s'effectuer alors que les pieds posent à terre; que les genoux touchent le sol ; que le corps pose sur un plan incliné ou même qu'il s'appuie sur un plan presque horizontal. »

« Or, comme dans ces cas divers, le poids du corps diminue en raison des parties qui reposent sur un point d'appui, nous pourrons avancer cette proposition, qu'il suffit du poids représenté par les épaules et la partie supérieure de la poitrine pour exercer sur le cou une constriction capable d'amener la mort. »

Après avoir lu les *Observations* 15, 22, 32, 38, 47, certainement M. Gendrin ne pourrait plus écrire et soutenir les conclusions de son mémoire que je vais citer textuellement (1).

« Aussitôt donc que le prince se serait trouvé sur les pieds, ou que, par l'extension des liens, il aurait touché le sol, position dans laquelle tout le poids du corps est soutenu sur les membres inférieurs, le lien, devenu lâche aurait cessé d'être efficace, et la strangulation n'aurait plus été possible. Qu'on ne dise pas que, dans cette position, il suffirait d'une ferme volonté pour laisser agir le poids du corps sur le lien en laissant les extrémités se fléchir, cela serait possible pendant un instant très court, mais aussitôt les premiers effets de la pression, et bien avant que cette pression fût portée au point de produire même un commencement d'asphyxie, un instinct conservateur et la douleur auraient dominé la volonté, et le malheureux reculant devant la mort aurait fait cesser le danger en raidissant les extrémités et en se dressant sur ses pieds. »

Si un enfant de douze ans (*Obs.* 15), un jeune homme de 27 ans (*Obs.* 22) le soldat suisse (*Obs.* 39), un vieillard de quatre-vingt-un ans (*Obs.* 38), si le suicidé de mon observa-

(1) *Transactions médicales*, mars 1831, p. 376.

tion (n° 47), etc., ont pris avec tant de résolution le parti de mourir par strangulation, si tous ont persisté dans leur projet, certainement que nous pouvons admettre pour les uns une ténacité qui ne s'est pas démentie, et chez d'autres soit une syncope prématurée, soit même une certaine sensation de plaisir à laquelle les patiens se livrent d'abord, et qui les met ensuite dans un état de faiblesse tel, qu'ils ne peuvent plus revenir sur leur détermination.

Les auteurs qui ont écrit sur ce sujet ont presque tous pensé ainsi. Cœsalpin (1) dit que les pendus qui ne sont pas morts, rapportent qu'ils avaient été pris de stupeur par la constriction de la corde, de sorte qu'après ils ne sentaient rien. Wepfer et Morgagni s'accordent à dire, qu'ayant eu occasion d'interroger des pendus échappés à la mort, tous avaient répondu qu'ils n'avaient pas souffert au moment de la strangulation, et qu'ils étaient restés sans sentiment et comme endormis dans un sommeil profond.

Dans le suicide, dit Devergie (2), au moment de l'application de la corde ou peu d'instans après, un sentiment de plaisir se manifeste, puis il survient du trouble dans la vue, des flammes bleuâtres apparaissent devant les yeux, et bientôt la perte de connaissance s'effectue, la mort lui succède en un espace de temps variable.

Le marquis de Sade dans le quatrième volume d'un roman beaucoup trop célèbre, reproduit aussi cette idée qu'il paraît avoir puisé dans l'excellent ouvrage de Pelloutier, intitulé: *Histoire des Celtes*.

Suivant la position du lien, sa forme, sa consistance, etc., suivant encore le point d'attache, il est bien évident que la mort par strangulation a lieu, 1° par apoplexie; 2° par asphyxie; 3° et quelquefois par apoplexie et asphyxie en

---

(1) L. II, *Quæst. med.*, 15.
(2) *Médecine légale*, tom. II, p. 458.

même temps: enfin 4° par torsion, distension de la moelle épinière chez les suppliciés, et chez ceux qui se lancent d'un point élevé dans l'espace.

Nous terminerons ce travail par les conclusions suivantes:

1° Le suicide par strangulation, la suspension étant incomplète, est un fait acquis et appuyé sur des observations nombreuses et authentiques.

2° Le suicide par strangulation doit être admis quelle que soit la position où l'on trouve le corps, et lors même qu'il reposerait exactement sur les deux pieds.

3° Les sensations éprouvées par ceux qui se pendent sont telles, qu'ils ne veulent pas ou ne peuvent pas arrêter l'exécution de leurs sinistres projets.

Nota. Quoique mes dix dernières observations soient peu détaillées pour ne pas reproduire sans cesse des circonstances analogues aux autres cas de suicide rapportés plus haut, je n'en garantis pas moins leur véracité.

J'aurais voulu traiter à la suite de ce mémoire, la question de l'érection de la verge et de l'émission spermatique comme signes de la mort par strangulation, mais il aurait fallu pouvoir faire quelques expériences sur les cadavres; si l'occasion se présente, je la saisirai avec empressement.

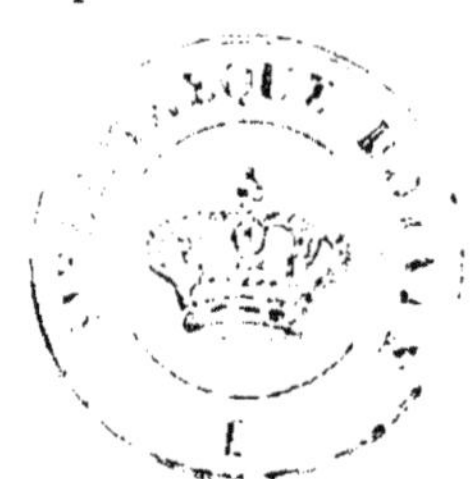

IMPRIMÉ CHEZ PAUL RENOUARD,
rue Garancière, n. 5.

www.ingramcontent.com/pod-product-compliance
Ingram Content Group UK Ltd.
Pitfield, Milton Keynes, MK11 3LW, UK
UKHW021027180726
13838UKWH00004B/1651

9 782329 427300